PUBLICATIONS DU *PROGRÈS MÉDICAL*

ÉTUDE SUR LE TRAITEMENT

DES

ABCÈS SOUS-PÉRIOSTIQUES AIGUS

DE L'ADOLESCENCE

PAR

LÉON TABOUET

DOCTEUR EN MÉDECINE

PARIS

AUX BUREAUX DU
PROGRÈS MÉDICAL
6, rue des Écoles, 6.

A. DELAHAYE & E. LECROSNIER
ÉDITEURS
Place de l'École de Médecine.

1880

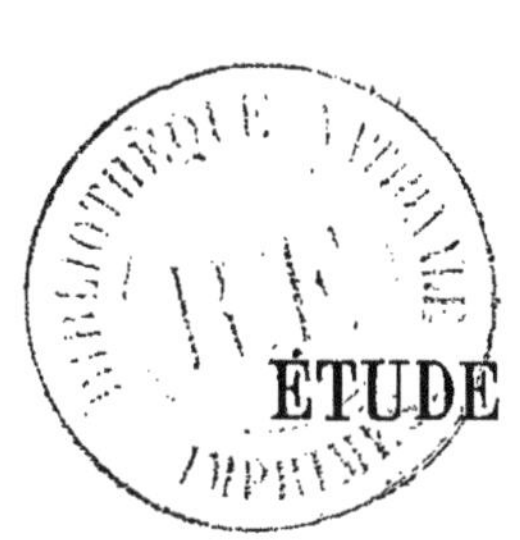

ÉTUDE SUR LE TRAITEMENT

DES

ABCÈS SOUS-PÉRIOSTIQUES AIGUS

DE L'ADOLESCENCE.

PARIS. — IMPRIMERIE V. GOUPY ET JOURDAN, RUE DE RENNES, 71.

PUBLICATIONS DU *PROGRÈS MÉDICAL*

ÉTUDE SUR LE TRAITEMENT

DES

ABCÈS SOUS-PÉRIOSTIQUES AIGUS DE L'ADOLESCENCE

PAR

LÉON TABOUET
Docteur en médecine

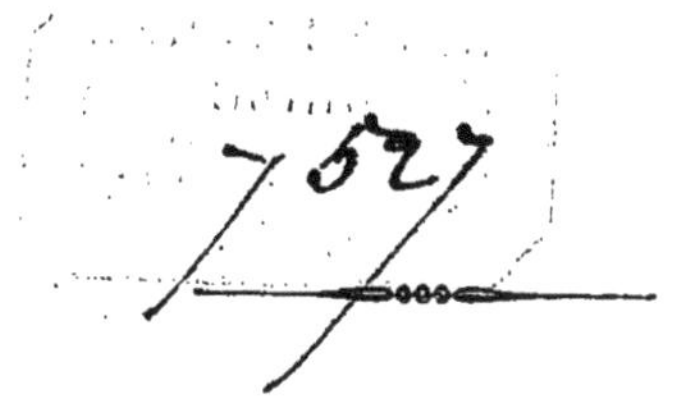

PARIS

AUX BUREAUX DU
PROGRÈS MÉDICAL
6, rue des Écoles, 6.

A. DELAHAYE & E. LECROSNIER
ÉDITEURS
Place de l'École-de-Médecine

1880

INTRODUCTION

Les abcès sous-périostiques aigus de l'adolescence ont été beaucoup étudiés et ont donné lieu à de longues discussions. Leur symptomatologie est maintenant bien connue ainsi que la marche clinique ; mais les chirurgiens ne sont pas fixés sur deux points : d'abord sur l'origine de l'affection et sur la marche de la lésion, puis sur le traitement.

Ce qui prouve bien que cette question est complexe, c'est la variété des noms qui lui ont été donnés par les différents auteurs. Cette affection en effet, nous le verrons dans l'historique, n'a pas reçu moins de quinze noms.

Je me trouve donc embarrassé pour choisir et donner un nom à l'affection contre laquelle je propose un traitement plus efficace que les précédents. Cependant comme je n'ai pas l'intention de faire une étude complète de la maladie et que je ne veux aborder qu'un côté de la question celui du traitement, j'adopterai pour qualifier l'affection, le terme « d'abcès sous-périostique aigus de l'adolescence. »

Ce titre, en effet, ne préjuge en rien de l'étiologie, de la nature et de la marche de la maladie ; que la maladie débute, par le périoste, comme le veulent les uns, par la moelle, comme le prétendent quelques autres chirurgiens, elle s'accompagne toujours de l'abcès et c'est lui que le bistouri rencontre le premier. Voici pourquoi, ne m'occupant que du traitement, je préfère ce titre à celui de périostite phlegmoneuse ou d'ostéomyélite qu'il m'aurait fallu expliquer. Pour l'expliquer j'aurais été obligé de faire une étude complète de la maladie, et j'ai trouvé cette étude au-dessus de mes forces. Comment en effet, aurais-je osé trancher une question que les maîtres les plus savants n'ont pu résoudre complètement, jusqu'à ce jour du moins ?

Après un court historique qui me paraît indispensable pour montrer combien la thérapeutique a varié avec les idées nouvelles et les progrès de la science, laissant de côté la symptomatologie qui est bien connue et a été bien décrite par plusieurs auteurs, le diagnostic, de même que l'étiologie, le siège et la marche de la maladie, points en litige ; j'aborderai de suite la question du traitement.

Je passerai en revue les différents moyens thérapeutiques employés jusqu'ici ; j'essaierai de montrer ce qu'ils ont d'insuffisant et les avantages du traitement antiseptique que je propose. Si je suis assez heureux pour atteindre ce but, l'honneur doit en revenir à M. le professeur Verneuil, dans le service duquel j'ai appris toute la valeur de la méthode antiseptique, grâce à ses brillantes leçons cliniques et aux nombreuses applications qu'il en fait chaque jour.

HISTORIQUE

L'étude des maladies aiguës des os et du périoste est de date récente. On ne trouve, en effet, les premières traces, qu'en 1728, dans les aphorismes de Boerhaye.

En 1793 Wiedmann en dit quelques mots, il insiste même sur la nécrose, mais il faut arriver à Crampton, en 1818, pour trouver le nom de périostite.

Quelques années plus tard, en 1822, M. Humbert soutient une thèse sur le *phlegmon profond des membres*, et signale dans cet ouvrage l'inflammation du périoste avec abcès sous-périostique comme pouvant être l'origine du phlegmon profond.

Graves, en 1833, décrit une périostite circonscrite.

Roguetta, en 1835, poussant un peu loin cette étude, distingue une périostite diffuse de la périostite limitée, mais n'insiste que sur la dernière dont il emprunte des observations à Crampton.

En 1839, paraissent deux ouvrages : la thèse de Maisonneuve dans laquelle il s'étend sur la périostite suppurée et le mémoire de Morven-Smith sur la trépanation des os dans le cas de suppuration intra-osseuse ; malheureusement Morven-Smith néglige la symtomatologie et le diagnostic et ne s'occupe que du traitement.

Jusqu'en 1853, époque à laquelle paraissent les premiers travaux importants, on ne trouve que l'article du *Dictionnaire en trente volumes*, fait par Bérard qui signale plusieurs cas de périostite suppurée avec phénomènes généraux graves et note pour la première fois la péricardite ainsi que la nature quelquefois rhumatismale.

Il faut cependant signaler une bonne clinique de Jobert de Lamballe, reproduite dans le Journal de médecine et de chirurgie pratiques, de 1850.

En 1853, commence une ère nouvelle; l'attention des chirurgiens se porte sur cette question, et l'on voit apparaître de nombreux et excellents travaux sur ce sujet. Gerdy fait paraître dans les *Archives de médecine* un memoire *sur la périostite et la medullite* et il signale dans certains cas de périostite idiopathique aiguë la possibilité de la suppuration et l'appariton de symptômes généraux graves. Chassaignac, qui a contribué pour une si large part à la connaissance des abcès sous-périostiques, lit au mois d'août à la Société de chirurgie un mémoire remarquable sur cette affection. Peu de temps après, au mois de novembre, il lisait à l'Académie des sciences un autre mémoire sur l'ostéomyélite dont il fait une maladie indépendante quoique intimement liée aux abcès sous-périostiques.

Poursuivant ses études, il reproduit ces idées et les appuie de nouvelles observations dans son Traité de la suppuration (1859). L'auteur a voulu trop distinguer deux affections qui paraissent identiques et dont la symptomatologie est la même.

Pendant que Chassaignac publiait ses remarquables travaux et que les chirurgiens de Paris étudiaient cette question, Schutzenberger décrivait cette même affection sous le nom de périostite rhumatismale, Krug-Ban (1853) et Wormser (1855) traitaient le même sujet.

A cette époque, l'école de Strasbourg s'occupe beaucoup de cette question. En effet nous voyons en 1856, Schutzenberger reprendre cette étude, modifier ses idées et décrire la nature et le traitement de cette maladie qu'il appelle *Périostite phlegmoneuse.* En 1858, Bœckel, son aide de clinique, complète l'œuvre du maître et fait paraître, dans la *Gazette méd. de Strasbourg*, un mémoire où il établit qu'il existe une périostite idiopathique résultant d'une cause interne occasionnelle et ayant de la tendance à envahir plusieurs os du squelette à la fois. Il admet que cette cause est probablement de nature rhumatismale et que son effet s'épuise rarement sur l'endroit primitivement affecté. Cette même année 1858, Hedouin résume dans sa thèse les travaux précédents sans rien apporter de nouveau.

L'année 1858 est très riche en documents : avec le mémoire de Bœckel, la thèse d'Hédouin, les articles de Klose, elle nous fournit un travail important de M. le professeur Gosselin, publié dans les Archives de médecine.

On est étonné, en lisant ses ouvrages, de voir à la même époque, des opinions si différentes sur une affection caractérisée par les mêmes symptômes. Bœckel a le tort de porter toute son attention sur l'inflammation du périoste et les symptômes généraux et de ne pas se préoccuper suffisamment de la lésion osseuse.

Klose, dans son étude sur le décollement épiphysaire, prend pour point de départ un fait certainement secondaire.

M. Gosselin donne à la maladie un nom nouveau, celui d'*ostéite épiphysaire des adolescents*. Il montre, ce qui est vrai, que c'est une maladie de l'enfance et de l'adolescence, qu'elle siège presque toujours vers les extrémités épiphysaires, mais il néglige trop l'inflammation du périoste dont l'importance est aujourd'hui bien démontrée.

De 1858 à 1862, on trouve bien peu de chose sur cette question. Mais en 1862 paraît la thèse de Gamet, ayant pour titre de l'ostéo-périostite juxta-épiphysaire. M. Gamet est élève d'Ollier et de l'Ecole de Lyon qui semble adopter les idées de l'Ecole de Paris. Cependant Gamet, tout en décrivant l'affection sous le nom d'ostéo-périostite juxta-épiphysaire, reconnaît l'importance de l'inflammation du périoste.

Nous voyons donc une tendance à admettre une affection plutôt osseuse que périostique. C'est alors que Giraldès, dans une leçon remarquable publiée par Bourneville (Gazette des hôpitaux, 1862) décrit d'une façon nette et précise les symptômes, la marche et les indications thérapeutiques de la maladie.

Augé, dans une thèse sur les abcès sous-périostiques, publiée cette même année 1862, nous donne une idée exacte de la maladie.

Pendant que les chirurgiens français cherchent à

bien connaître cette question, Franck, Fischer, Demme, Stugard, Curling, publient quelques observations, et le résultat de leurs études.

En 1867, Louvet, élève de Giraldès, dans une excellente thèse, démontre que la périostite, l'ostéite épiphysaire, l'ostéo-périostite juxta-épiphysaire, etc., ne constituent pas des affections distinctes et ne sont que des modalités d'une même entité morbide qu'il appelle *périostite phlegmoneuse*; affection caractérisée par deux ordres de symptômes :

1° Les uns locaux dus à l'inflammation du périoste, souvent compliquée de nécrose ou d'ostéo-myélite.

2° Les autres généraux presque toujours très graves donnant à la maladie un cachet spécial.

Massé, en 1867, dans une thèse sur les abcès sous-périostiques aigus, étudie les phénomènes typhoïdes qui les accompagnent.

Droin, en 1868, revenant aux idées du professeur Gosselin, de Klose et de Gamet, soutient une thèse sur l'ostéo-périostite. Il admet que l'os est fatalement malade, et accorde au rhumatisme la même influence que Schutzenberger.

Nous trouvons à partir de cette année, un certain nombre de thèses dans lesquelles la même affection est décrite sous des noms différents, et en rapport avec le tissu et la partie de ce tissu primitivement affecté selon chaque auteur. C'est ainsi que nous voyons, en 1869, M. Martin soutenir une thèse sur la périostite phlegmoneuse aiguë, et en 1870 M. Sezary prendre pour titre de sa thèse inaugurale : De l'ostéite aiguë chez les enfants.

En 1871, deux thèses sont soutenues, l'une sur l'inflammation primitive aiguë de la moelle des os par M. Culot, l'autre sur la marche et le traitement de l'ostéo-périostite dia-épiphysaire par M. Salès.

L'année suivante, en 1872, on trouve la thèse de M. Mousseau sur la périostite phlegmoneuse. Plus tard, en 1875, celle de M. Benoit sur l'ostéite suppurante aiguë et ses complications viscérales, et celle de Suarez y Cruz sur le traitement de la périostite phlegmoneuse et en particulier par la résection. Enfin, tout récemment, en 1879, M. Abelanet et Olivier soutenaient chacun une thèse sur les abcès sous-périostiques.

En même temps que ces thèses étaient soutenues à l'Ecole de Paris par les élèves, les maîtres étudiaient et discutaient la question. En 1873, M. Gosselin fait une leçon reproduite dans les cliniques de la Charité, et en 1874, la *Gazette des hôpitaux* publie une leçon de M. Bouchut sur la périostite phlegmoneuse aiguë chez les enfants.

En 1876, M. Giraldès expose ses idées sur le traitement et propose une modification. Enfin, en 1879, M. Lannelongue fait paraître sur l'ostéomyélite deux mémoires très importants, l'un sur l'ostéomyélite aiguë, l'autre sur l'*ostéomyélite* chronique.

Dans ces travaux, M. Lannelongue n'accorde au périoste qu'une importance absolument secondaire ; pour lui, l'inflammation et par conséquent la lésion débute toujours par la moelle, et, par conséquent, il est amené à pratiquer un traitement nouveau, sinon dans son emploi au moins quant à son mode d'emploi, je veux dire la trépanation hâtive.

Après les discussions, qui avaient eu lieu à la Société de chirurgie en 1858 à la suite du mémoire de Chassaignac, et plus tard en 1859, 1863, et à différentes reprises, surtout en 1878, on devait s'attendre à voir le mémoire de M. Lannelongue réouvrir la discussion.

En effet, beaucoup des savants chirurgiens, qui font partie de cette assemblée, prirent la parole pour combattre les idées trop absolues de M. Lannelongue sur la marche de la maladie et sur le traitement.

Dans cette discussion, comme dans toutes celles qui ont lieu sur des points obscurs et difficiles, nous trouvons au premier rang le savant professeur de la Pitié, M. Verneuil.

Nous le voyons, en effet, combattre avec son talent habituel les idées de M. Lannelongue et apporter à l'appui de ses paroles deux faits très intéressants.

Si cette discussion ne fut pas très concluante, elle fut néanmoins très intéressante. Pour le prouver il suffit de dire qu'elle dura 6 longs mois et qu'elle a eu lieu entre MM. Verneuil, Trélat, Berger, Tillaux, Lannelongue, Terrier, Marjolin, Lefort, etc.

Il me reste pour terminer cet historique, à signaler : trois cliniques de M. Richet, qui ajoute aux noms déjà si nombreux de l'affection celui de *fièvre de croissance ;*

Un article dans la *Revue mensuelle* de M. Bouilly, qui adopte l'expression de M. Richet.

Et enfin, un mémoire dû au Dr Korteweg publié dans la *Revue mensuelle* sous le titre un peu bizarre de Nécrose aseptique. Ce mémoire est très intéressant, car il est en rapport avec une nouvelle phase de la thérapeutique.

Je terminerai là cet historique qui m'a paru indispensable pour que le lecteur puisse se rendre compte des différentes phases de la thérapeutique et je vais aborder le fond du sujet.

TRAITEMENT

Le traitement des abcès sous-périostiques aigus, comme celui de toutes les affections, doit être basé sur les symptômes. Or, dans cette affection, nous sommes en présence de deux ordres de symptômes bien différents, les uns locaux, les autres généraux.

Nous aurons donc à faire un traitement local et un traitement général.

1° TRAITEMENT GÉNÉRAL.

Pour le traitement général, tous les chirurgiens reconnaissent l'utilité des toniques. Il est indispensable dès le début de soutenir le malade qui devient anémique très rapidement ; il faudra donc lui donner des potages, de la viande grillée, si l'inappétence n'est pas trop grande, ou bien de la viande crue, de bon vin, du vin de quinquina. Il sera très utile aussi d'administrer 50 ou 60 centigrammes de sulfate de quinine comme antipyrétique et antiputride.

2° TRAITEMENT LOCAL.

Quelques chirurgiens ont employé au début de cette affection, avec l'intention de l'arrêter dans son évolution un certain nombre d'agents thérapeutiques dont l'inefficacité est aujourd'hui bien reconnue. Aussi je ne les signale que pour engager à ne pas y avoir recours.

La pommade mercurielle, les vésicatoires, les sangsues, la saignée, les purgatifs, la digitale même (Gamet) sont les remèdes qu'ils ont le plus vantés.

Eh bien, il ne faut jamais employer ce traitement qu'on pourrait appeler abortif au lieu de médical, comme l'appellent Gamet et Salès, car il n'est jamais utile et souvent nuisible.

Quelle action utile peuvent avoir les mercuriaux, et en particulier le calomel conseillé par Rognetta? ou bien la tisanne de salsepareille aiguisée d'acide nitrique employée par Graves? Comment espérer, au moyen de vésicatoires et de pommades, enrayer une maladie dont l'évolution est quelquefois tellement rapide qu'elle tue en 48 heures? Pourquoi saigner et purger un malade atteint d'une affection qui le rend anémique à un si haut degré et si rapidement ?

Du reste, la plupart des chirurgiens actuels repoussent ce traitement et admettent que le seul traitement qui ait une action abortive, qui puisse enrayer la maladie, qui soulage toujours le malade, qui soit formellement indiqué dès que l'affection est diagnostiquée, c'est l'incision faite aussitôt que possible.

De tous les moyens que j'ai énumérés plus haut, un seul est rationnel, c'est l'emploi de sangsues tout à fait au début, au niveau du gonflement. Eh bien, même dans ce cas, c'est à l'incision qu'il faut recourir ; comme l'a dit M. le professeur Verneuil à la société de chirurgie : l'incision est la meilleure application de sangsues. N'opère-t-on pas en effet un débridement et une saignée locale ? L'existence manifeste d'un abcès sous-périostique n'est nullement la condition de l'incision. Bœckel conseillait avec raison d'inciser, quand même on ne sent pas de fluctuation, à condition qu'il existe de la fièvre.

Les avantages de l'incision précoce sont universellement reconnus. Déjà, en 1834, Rognetta disait qu'elle fait disparaître la phoglose et la douleur comme par enchantement et il cite à l'appui l'observation d'un malade, qui ne dormait pas depuis 11 jours et s'est trouvé entièrement soulagé par une incision.

Parmi tous les faits connus, nous dit Chassaignac, il n'en est pas un seul où l'incision n'ait été suivie d'une amélioration marquée.

Cette incision hâtive a l'avantage de permettre au périoste de reprendre ses rapports avec l'os dans sa totalité ou tout au moins dans une grande partie, comme cela a eu lieu dans les observations que nous rapportons, et dans bien d'autres cas, comme l'a fort bien dit M. Marjolin à la société de chirurgie.

Quand elle est retardée, au contraire, la maladie s'aggrave. Dans la plupart des cas où la mort a eu lieu au début de l'affection, après 2 ou 3 jours seulement, l'abcès était volumineux et n'avait pas été ouvert. Il est très probable que, si l'on avait évacué le pus, lavé et désinfecté la cavité de l'abcès, on aurait empêché l'empoisonnement septique et peut-être conservé ou prolongé la vie du malade.

Quant à la façon de pratiquer l'incision, je crois, bien que Demme ait conseillé l'emploi du cautère en hachette, que tous les chirurgiens se servent du bistouri. Dans certains cas il faut prendre quelques précautions. Quand les abcès sont situés profondément, par exemple à la cuisse, il est bon d'inciser couche par couche en se servant de la sonde cannelée et du doigt. Cette précaution est utile surtout pour l'ouverture des abcès peu volumineux, alors qu'on s'est décidé à inciser avant que la fluctuation soit appréciable. Il peut très bien arriver que l'on incise jusqu'à l'os, qu'il ne s'écoule pas de pus et que cependant il en existe dans un point voisin de l'incision.

C'est alors qu'il faut introduire le doigt au fond de la plaie et chercher si on ne sent pas une collection liquide à laquelle on pourra donner issue en perforant la paroi de l'abcès soit avec le bistouri soit avec la sonde cannelée.

Sédillot conseillait de faire, dans les cas d'abcès très volumineux, plusieurs incisions au lieu d'une seule trop longue, laissant entre chacune un pont de peau.

Je n'attache pas une grande importance à ce détail

maintenant que nous employons la méthode antiseptique et obtenons la réunion par première intention.

Si tous les chirurgiens sont d'accord pour ouvrir l'abcès de bonne heure ils sont bien divisés sur le traitement ultérieur, c'est-à-dire sur les moyens propres à combattre la nécrose, à l'empêcher de se produire ou tout au moins à diminuer le plus possible la gravité des complications qu'elle entraîne.

Chassaignac, après avoir ouvert l'abcès, conseillait de faire une contre-ouverture et de passer ainsi au milieu de l'abcès des drains de caoutchouc, de faire des lavages d'abord émollients, puis antiseptiques, puis enfin des injections acidulées pour combattre la nécrose, croyant ainsi arriver à dissoudre la couche superficielle de l'os malade.

Cette pratique fut généralement adoptée par les chirurgiens quoiqu'elle fût impuissante à empêcher d'abord la nécrose dans le plus grand nombre de cas, puis la suppuration de l'os et la mort du malade, si l'on n'amputait pas bien vite.

C'est alors que M. Holmes et après lui M. Giraldès inaugurèrent une nouvelle pratique. Ces chirurgiens voyant la nécrose se produire dans presque tous les cas, eurent l'idée de pratiquer et de conseiller la résection immédiate de la portion d'os dénudé. Cette pratique fut acceptée et défendue par M. Duplay à l'Académie de médecine au mois de mai 1875, par M. Suarez y Cruz dans sa thèse inaugurale 1876 et elle est encore suivie aujourd'hui par quelques chirurgiens.

Il me semble impossible d'admettre cette méthode

d'une façon générale, bien qu'elle ait donné quelques succès entre les mains habiles qui l'ont appliquée.

M. le professeur Verneuil s'est, à plusieurs reprises, élevé contre cette méthode, d'abord en 1865, dans un article publié dans la Gazette hebdomadaire, où il traduit et commente l'observation de Holmes, puis plus tard au Congrès pour l'avancement des sciences auquel assistait le chirurgien anglais et tout récemment dans une remarquable clinique faite à la Pitié.

M. Lannelongue, dans son mémoire sur l'osteo-myélite, s'élève aussi contre cettep ratique.

En effet, pour accepter la résection précoce il faudrait admettre que la nécrose de la portion dénudée est fatale. Or, il existe un assez grand nombre de cas dans lesquels la guérison a été obtenue sans nécrose aucune ou après la perte de très petites parçelles d'os comme le prouvent les observations 4, 5, 6, 7, 8, 9, 10, 11, et 12. — D'une autre part, si la dénudation occupe toute ou une grande partie de la diaphyse, s'il existe un état général grave, il peut très bien se produire, malgré cette opération, des complications articulaires qui obligent à pratiquer l'amputation et dans ce cas encore elle est inutile.

Tout récemment M. Lannelongue a beaucoup vanté un nouveau traitement. Admettant, à la suite d'études dont le résultat est publié dans un mémoire paru en 1879, que l'abcès n'est qu'un symptôme toujours consécutif à une ostéo-myélite, propose de trépaner l'os dès le début afin de donner issue au pus contenu dans la moelle, d'arrêter la maladie dans son évolution ou tout au moins de diminuer la gravité des symptômes. Il est aussi impossible d'admettre comme règle générale la trépanation hâtive que la résection précoce. En effet pourquoi ouvrir toujours le canal médullaire, ce qui, je crois, n'est pas sans danger, quand on sait que souvent l'incision du périoste a suffi pour guérir des abcès sous-périostiques aigus, comme le démontrent les observations 4, 5, 6, 7, 8, 9, 10, 11 et 12 et qu'il est prouvé par les observations 1, 2, 3, qu'il peut exister du pus sous le périoste sans suppuration de la moelle. Ces trois observations prouvent bien, il me semble, que M. Lannelongue a tort quand il soutient que l'inflammation débute toujours par la moelle. Cela est vrai dans beaucoup de cas, mais pas toujours. Il ne faut trépaner que lorsque, après avoir ouvert un abcès, on voit la douleur persister et s'accompagner d'un état général grave. C'est du reste l'avis de la plupart des chirurgiens, c'est l'avis que MM. Lefort et Marjolin ont émis à la Société de Chirurgie.

Si nous ajoutons que dans certains cas, soit que les procédés précédents aient échoué, soit que la maladie ait présenté dès le début une extrême gravité, on a eu recours à l'amputation ou à la désarticulation, nous aurons fait connaître tous les moyens thérapeutiques employés jusqu'ici. Or tout le monde sait que les résultats obtenus sont loin d'être satisfaisants, puisque dans un grand nombre de cas, l'affection s'est terminée par la mort, et que la guérison, quand elle a eu lieu, n'a été obtenue qu'après l'élimination ou l'ablation de séquestres, ou la perte d'un membre.

Voyons maintenant les résultats que va donner la méthode antiseptique, c'est-à-dire l'ouverture de l'abcès en ayant soin de faire au-dessus des pulvérisations d'acide phénique, le lavage de la plaie avec une solution phéniquée forte, la réunion des bords de la plaie par plusieurs points de suture, en laissant un tube à drainage en caoutchouc à chaque extrémité ; puis l'application du pansement de Lister.

Les observations que j'ai rapportées me paraissent intéressantes à plusieurs points de vue. Je ferai d'abord remarquer que les 4, 5, 6, 7, 8, 9, 10, 11 et 12, qui se sont terminées par guérison sans nécrose, sont de date récente, puisqu'elles sont toutes prises dans les 10 dernières années, c'est-à-dire à une époque où, bien que l'on n'applique pas le pansement antiseptique dans toute sa rigueur, on a reconnu son importance et commencé à l'employer.

Les observations 8, 9, 10, 11, 12 me semblent particulièrement intéressantes. En effet, dans les 8 et 9, il s'agit de malades habitant Paris, il est vrai, mais dans d'excellentes conditions hygiéniques. La 10e est celle d'un jeune homme habitant la campagne, par conséquent dans des conditions bien différentes des malades qui sont soignés à l'hôpital, et qui fournissent la plupart des cas observés et publiés. En effet, tous les chirurgiens savent avec quelle facilité les plaies guérissent à la campagne, tous savent également, que cela tient surtout à l'absence de germes septiques, et qu'à Paris, depuis que l'on emploie la méthode antiseptique dans toute la rigueur, les résultats opératoires sont excellents.

Nous en voyons un exemple très frappant dans les observations 11 et 12, dans lesquelles on a employé la méthode antiseptique. Ces observations me paraissent donc bien montrer toute l'importance qu'il faut attribuer au poison septique dans les insuccès nombreux que l'on a pu constater, et en même temps tout le soin que nous devons mettre à le combattre.

Il me semble que ces observations ont encore plus de valeur, si on les rapproche des expériences faites sur les animaux.

En effet, M. Chauveau a montré que le testicule d'un animal peut, après la torsion du canal spermatique, être resorbé par dégénérescence graisseuse sans entraîner aucune suppuration, mais que si l'on fait une injection sous-cutannée de liquide septique, avant la torsion du testicule, celui-ci est envahi par la gangrène et éliminé par la suppuration.

M. Kocher a fait une expérience plus en rppport avec notre sujet, il a fait une injection d'ammoniaque dans le tibia d'un chien qu'il nourrit avec des substances putréfiées. La jambe s'est enflammée, il a sacrifié le chien et il a trouvé une infiltration purulente de la moelle du tibia.

Nous venons de voir l'influence du poison septique sur la production de la suppuration et par conséquent de la nécrose; il est intéressant de mettre en parallèle les expériences de Rosenbach et de Kocher, qui ont pu en prenant de rigoureuses précautions contre l'infection, détruire la moelle des os longs avec le galvanocautère, l'acide nitrique ou l'ammoniaque, sans qu'il se produisît de nécrose.

M. Maas, lui aussi, a vidé tout le canal médullaire des os longs. MM. Ollier et Busch ont fait des ligatures d'artères nourricières en prenant les précautions rigoureuses de la méthode antiseptique sans observer de nécrose.

En outre, nous voyons M. Korteweg dans un mémoire publié sous le titre assez bizarre de *Nécrose aseptique* s'appuyant sur divers faits ; par exemple sur ce que les chevilles d'ivoire que l'on enfonce dans les os pour le traitement des pseudarthroses sont resorbées, et qu'il existe un certain nombre d'exemples dans lesquels, des séquestres ont pu être tolérés sans accidents, conclut en disant : « Les nécroses aseptiques sont resorbées ou ankystées ».

S'il en est ainsi, nous ne devons pas nous inquiéter dans les cas où nous remarquerons une légère nécrose ; nous voyons en effet, d'une part des lésions considérables, et de sérieuses perturbations de la nutrition supportées sans la formation de séquestre, et de l'autre que la nécrose n'entraîne pas la suppuration et l'élimination d'un sequestre.

Un fait récent que j'ai eu l'occasion d'observer dans le service de M. le professeur Verneuil vient s'ajouter aux précédents pour montrer la valeur de la méthode antiseptique. Il s'agit d'un jeune garçon atteint d'un abcès sous-périostique aigu du fémur droit, très grave comme on peut le voir en lisant l'observation, et qui a été traité par la méthode antiseptique, telle que je l'ai exposée plus haut.

Cette observation est très intéressante à plusieurs

points de vue, mais je ne m'occuperai ici, que de l'affection osseuse et de l'action du pansement. Bien que le succès ne soit pas aussi brillant que celui qui a été obtenu par M. Berger, il me semble cependant très remarquable. En effet, il s'agit d'un cas grave. L'abcès n'a été ouvert que le 11° jour alors que la lésion était très étendue, la collection purulente très abondante. Eh bien malgré cela, nous voyons dès le lendemain, la suppuration cesser presque complètement, le périoste reprendre ses rapports avec l'os dans la plus grande étendue puisque, en faisant les lavages on ne peut faire entrer dans la cavité qu'une toute petite quantité de liquide.

La suppuration dure encore c'est vrai, mais dans quelle proportion et pourquoi ? Nous avons vu qu'elle est environ 1 petite cuillère à café par jour. Elle n'est pas fétide comme on le voit dans beaucoup d'observations, elle n'a aucune action fâcheuse sur le malade, elle ne l'affaiblit pas, car son état général va tous les jours en s'améliorant. Elle indique qu'il y a un petit point de l'os malade, mais cela ne doit pas nous inquiéter outre mesure, puisque nous avons vu que les nécroses qui ne sont pas en contact avec les germes septiques sont resorbées ou ankystées. Il est très probable que si la réparation n'est pas encore faite c'est à cause du mauvais état général, qui a ralenti le travail de cicatrisation.

Bien que nous n'ayons pas obtenu une guérison rapide et complète, je crois qu'avec les autres méthodes le résultat aurait été bien plus déplorable encore. En effet, supposons qu'on ait fait la résection précoce. La résection de l'ext. inf. du fémur est une *opération* grave qui certainement aurait causé une sécrétion purulente abondante, et il est probable que ce malade ayant de l'anasarque dû à un *phlegmatia alba dolens* double et une néphrite légère aurait probablement succombé.

D'un autre côté pourquoi aurait-on trépané, il n'y a jamais eu de pus dans la moelle, car le fémur n'est pas douloureux, n'a pas augmenté de volume, cela n'aurait fait qu'aggraver la maladie. Le travail de réparation, qui a été lent, aurait mis encore bien plus longtemps pour réparer les désordres du trépan.

Un autre fait qui me semble bien intéressant, c'est l'action du pansement sur la température. On ne se rend bien compte de ce phénomène qu'au début, car plus tard les hautes températures que l'on observe sont dues aux lésions veineuses et rénales.

Mais au début nous voyons le malade qui avait le 10 juin au soir 40°,8 et le matin de l'opération 38°, n'avoir plus que 36°,6 dans la journée et 37° le soir ; nous voyons la température remonter la nuit et être à 38°,6 le 12 au matin, pour redescendre à 36°,5 dans la journée, sous l'influence du pansement du matin, rester le soir à 36°,5.

Dans la nuit, c'est-à-dire à un moment éloigné du pansement, elle augmente un peu et le 13 au matin elle est de 37°,4 ; le 14 nous trouvons 37°,5. On ne refait pas le pansement, de suite la température remonte à 38°,5 ; le 15 au matin, après le pansement, elle redescend à 36°,7 ; le 16 au matin, elle est de 37°,6.

Cette observation nous fournit donc une indication précise, celle ne pas laisser le pansement trop longtemps en place.

Les avantages du pansement antiseptique me paraissent bien démontrés.

Si je repousse, d'une façon générale, la trépanation hâtive comme le conseille M. Lannelongue et la résection précoce vantée par Holmes et Giraldès; je reconnais que ces opérations peuvent être utiles dans certains cas déterminés. Ce sera par exemple, lorsque le chirurgien est appelé longtemps après le début de l'affection; quand après l'incision, l'état de l'os et l'état général grave font admettre que l'os contient du pus, on pourra trépaner. Ou bien on pourra pratiquer la résection quand il s'agira d'un os grêle comme la clavicule dont le périoste est décollé depuis longtemps dans toute la longueur, que la nécrose paraît avancée.

Quand le malade présente les moindres signes de septicémie, il ne reste plus qu'un moyen c'est l'amputation dont le lieu d'élection, dit Chassaignac, est : la première articulation saine au-dessus de l'os malade quand on le peut. Dans quelques cas graves on a eu recours à la désarticulation, elle réussit assez bien pour l'épaule mais pour la cuisse elle n'empêche presque jamais la mort. La statistique de M. Lannelongue montre bien qu'il ne faut jamais amputer sur un os malade.

Nous voyons en effet sur sept amputations de cuisse, trois cas de mort et quatre de guérison. Dans les trois cas ayant amené la mort l'extrémité inférieure du fémur était atteinte au moment de l'opération. Dans les quatre derniers, l'amputation était pratiquée pour des ostéo-périostites du tibia avee arthrite purulente.

Il ne faut pas oublier que dans les cas où l'on sera obligé de faire ces opérations on devra les faire avec toutes les précautions indiquées par Lister.

Telle est, je crois, la meilleure façon de traiter les abcès sous-périostiques. Les exemples et les expériences ne sont malheureusement pas encore assez nombreux. Cependant les cas observés jusqu'à présent nous montrent qu'on peut en l'employant arriver souvent à une guérison rapide et complète, et presque toujours à la guérison, tandis que la thérapeutique en usage jusqu'à présent n'a donné que des résultats bien médiocres.

CONCLUSIONS

1° Les abcès sous-périostiques aigus de l'adolescence doivent toujours être ouverts selon la méthode antiseptique de Lister.

2° L'incision suffit souvent pour amener la guérison.

3° Elle empêche la nécrose de se produire dans la plupart des cas.

4° Quand, malgré l'incision, il y a nécrose, celle-ci est peu étendue et n'entraîne pas de graves désordres.

5° *La résection précoce* est une opération insuffisante ou inutile.

6° *La trépanation hâtive* n'est pas nécessaire dans tous les cas, cependant elle est quelquefois utile.

OBSERVATIONS

OBSERVATION. I.

Bulletin de la Société anatomique.

PÉRIOSTITE PHLEGMONEUSE.

G... âgé de 6 ans entre le 8 juillet, dans le service de M. Giraldès.

Cet enfant n'habitant pas chez ses parents, nous n'avons pu obtenir sur son état antérieur que des renseignements très incomplets.

Il y a huit jours il se plaignit dans le genou droit d'une douleur qui l'empêchait de marcher. Depuis trois jours il a du délire. Voici son état actuel : gonflement considérable et rougeur très vive au niveau de l'épiphyse supérieure du tibia ; on perçoit de la fluctuation profonde.

L'articulation du genou est le siège d'un léger épanchement; œdème de tout le membre inférieur droit. Temp. 39°,8, pouls 128. L'agitation du malade ne permet qu'un examen très incomplet du cœur.

Mort 12 heures après.

Autopsie. — On pratique une large incision qui laisse écouler environ 20 grammes de pus rougeâtre épais, puis on trouve le périoste décollé dans toute l'étendue du tibia; l'épiphyse est saine ; la coupe de l'os ne présente pas d'altération.

Péricardite.

Reins graisseux.

Rate grosse ; plusieurs petites rates supplémentaires.

OBSERVATION II.

Extraite de la thèse de M. Martin.

PÉRIOSTITE PHLEGMONEUSE.

M... 18 ans, domestique, de bonne santé jusqu'à ce jour, entre le 18 décembre 1858.

Le 13. — Elle se plaignit de douleurs dans le bras gauche ; un peu de gonflement.

14. — Frisson, vomissement, céphalalgie, toux, un peu de délire.

18. — A son entrée elle ne fut pas examinée avec soin et son affection fut prise pour un rhumatisme.

Elle meurt le lendemain de pyohémie.

Autopsie. — Le bras gauche est très gonflé et un peu dur ; le tiers du radius était dénudé et entouré d'un pus épais.

L'os sectionné présentait à l'intérieur un aspect sain.

OBSERVATION III.

Publiée dans le Medical Times (1), *par M. Stones.*

PÉRIOSTITE PHLEGMONEUSE.

Jules D... pâtissier, 19 ans, bien constitué, souffrait depuis trois jours, lorsqu'il fut admis à l'hôpital le 11 octobre 1867.

Il a fait une chute sur l'épaule gauche.

12 octobre 40°; phénomènes typhiques. Douleurs vives.

15. — Incision, peu de pus.

16. — Suppuration abondante.

19. — Mort.

(1) 1858.

Autopsie. — Décollement du périoste dans la moitié supérieure de l'humérus.

Nécrose.

Injection de la moelle qui paraît enflammée consécutivement. Elle ne contient pas de pus.

OBSERVATION IV.

(*Du Dr Sieffermann, résumée dans le mémoire de Bœckel.*

PÉRIOSTITE PHLEGMONEUSE. GUÉRISON SANS NÉCROSE.

Une ouvrière de 19 ans prend un bain dans la rivière, au mois d'août 1867, pendant sa période menstruelle.

8 jours après (22 août) état typhoïde : douleur dans la jambe droite ; pseudo-érysipèle.

24 août. — Incision jusqu'à l'os ; amélioration, quoiqu'il ne s'écoule pas de pus.

27. — Nouvelle incision sur un point rouge.

Convalescence sans nécrose.

25 septembre. — La jeune fille peut reprendre ses travaux.

OBSERVATION V.

Publiée par M. Bœckel dans la Gazette de Strasbourg 1869.

PÉRIOSTITE PHLEGMONEUSE. — GUÉRISON SANS NÉCROSE.

André Brandt, 9 ans, garçon lymphatique, est pris de douleurs dans la jambe gauche, le 23 novembre 1868, après des courses prolongées dans des fossés humides.

Le 12 décembre. — On le transporte à la maison de santé. Fièvre, gonflement considérable dans toute la jambe, douleur vive à la face antérieure du cou-de-pied et à la malléole externe.

13. — Incision au niveau de la partie inférieure du péroné ; flot de pus sanieux ; décollement du périoste. — Soulagement, cataplasmes.

15. — La fièvre est plus forte.

17. — Nouvelle incision, le péroné est dénudé dans toute sa hauteur à l'exception d'une petite bande correspondant au ligament interosseux.

Le membre est recouvert de fomentations de camomille.

18. — L'enfant ne souffre pas, pas de fièvre, pansement avec la solution de sulfite de soude ; 0,40 centig. de quinine, alimentation légère.

20. — Plus de fièvre. — Appétit.

Le 30 janvier, 1869, les incisions sont cicatrisées. Le péroné ne paraît pas épaissi.

OBSERVATION VI.

Extraite de la thèse de M. Abelanet.

PÉRIOSTE PHLEGMONEUSE. — GUÉRISON SANS NÉCROSE.

Eugène R..., 16 ans, garçon marchand de vin, entre le 17 février à l'hôpital Saint-Antoine, chez M. Dolbeau.

M. Dolbeau diagnostique une ostéo-périostite aiguë de l'extrémité inférieure du fémur droit ; il ne juge pas à propos d'ouvrir et fait mettre des cataplasmes laudanisés.

Le 22 février M. Dolbeau se décide à pratiquer une incision de 7 à 8 centimètres sur la partie externe de la cuisse au-dessus du condyle ; il sort une grande quantité de pus mal lié ; l'os est dénudé ; soulagement considérable, bien que la fièvre soit toujours très vive.

Pansement à l'alcool.

Le 15, le malade sort dans le jardin avec des béquilles.

Le 28, il part pour Vincennes.

OBSERVATION VII

Extraite du bulletin de la Société de chirurgie. (Léon Lefort), 21 mai 1879.

PÉRIOSTITE AIGUE DU FÉMUR GAUCHE, INCISION DE PÉRIOSTE, GUÉRISON SANS NÉCROSE.

Degiacomi, 15 ans, apprenti tôlier, entre à Beaujon le 25 décembre 1878.

Le malade vient d'un service de médecine où il avait été admis comme atteint de fièvre typhoïde.

Il y a trois semaines, il fit une chute dans un escalier, la partie inférieure de la cuisse gauche heurta une marche; il continue son travail pendant trois jours sans douleurs, le quatrième jour douleur et tuméfaction, il travaille encore dix jours, puis est obligé de suspendre son travail et entre à l'hôpital huit jours après.

Fièvre vive; aspect typhoïde; douleur atroce provoquée par le plus petit mouvement; la circonférence du membre prise à 6 cent. au-dessus de la base de la rotule, est de 35 cent. et de 28 du côté opposé.

Rien dans l'articulation du genou.

Le 27. Temp. 39,°5, pouls 110; pas de fluctuation bien nette; incision à 6 cent. au-dessus de l'articulation; il s'écoule du sang noirâtre en assez grande quantité; soulagement; pansement à l'alcool.

4 janvier. Temp. 37°. Le gonflement de la cuisse a diminué; il s'écoule du pus sanguinolent.

6 mars. Le malade se lève et marche.

20 avril. Il sort complètement guéri.

OBSERVATION VIII

Extraite de la Revue mensuelle (Bouilly).

PÉRIOSTITE DIFFUSE, GUÉRISON.

Dans le courant de l'année dernière, M. Peyrot montra à M. Bouilly, au pensionnat de la rue Picpus, une jeune fille de 13 ans, ordinairement bien portante qui, à la suite d'une promenade du jeudi, fut prise d'une fièvre intense et de douleurs généralisées.

1° Au bout de quelques jours, abcès sous le périoste de la clavicule, il est largement ouvert et se guérit lentement après élimination de l'os.

2° Abcès à l'extrémité inférieure de l'humérus qui est ouvert et se guérit sans nécrose.

3° Gonflement de la face inférieure du fémur et arthrite.

L'articulation fut ponctionnée avec l'aspirateur Dieulafoy et il en sortit un liquide sero-purulent qui se reproduisit, mais se resorba grâce à la compression et à l'immobilité.

L'extrémité inférieure du fémur resta un peu grosse, mais complètement indolente et sans abcès.

OBSERVATION IX

Extraite de Paris-Médical (24 juin).

PÉRIOSTITE PHLEGMONEUSE, GUÉRISON SANS NÉCROSE.

M. Bouchut fut appelé auprès d'un jeune garçon qui étant couché sur un canapé, la tête appuyée sur l'avant-bras gauche, avait fait un effort suivi de douleur au niveau de l'insertion du deltoïde sur l'humerus.

Le lendemain on constatait une tumeur du périoste grosse comme un pois.

Le surlendemain le gonflement atteignit le volume d'une olive ; pas de fièvre.

La tuméfaction gagna l'épaule, une forte fièvre survint avec de la douleur dans les mouvements.

M. Lannelongue appelé, pratiqua près de l'aisselle une incision d'où jaillit du pus. Trois drains sont mis dans la plaie et l'enfant guérit sans nécrose.

C'était évidemment une maladie locale du périoste n'ayant fait qu'effleurer l'os sans le nécroser, et n'ayant pas pénétré dans le canal médullaire et dans la moelle.

C'était une périostite aiguë suppurée et non pas une ostéo-myélite.

OBSERVATION X.

Extraite d'une clinique de M. Verneuil.

ABCÈS SOUS-PÉRIOSTIQUE DU FÉMUR. — GUÉRISON.

Il y a vingt ans, dit M. Verneuil, je fus appelé à la campagne près d'un jeune garçon dont la cuisse était très gonflée. Je diagnostiquai un abcès sous-périostique et je fis une large incision. Il s'écoula un flot de pus; la partie inférieure du fémur était complètement dénudée.

Ce jeune garçon guérit parfaitement et ne perdit que quelques lamelles osseuses qui réunies ne faisaient pas certainement un gramme d'os.

OBSERVATION XI.

Extraite des Bulletins de la Société de chirurgie.

PÉRIOSTITE PHLEGMONEUSE. — GUÉRISON SANS NÉVROSE.

Le 6 décembre 1878, M. Berger est consulté pour un jeune écolier de 13 ans, grand et lymphatique, qui boitait depuis le matin seulement.

La face dorsale du pied, le côté externe du cou-de-pied était le siège d'une tuméfaction œdémateuse sans douleur spontanée et sans rougeur; la pression au contraire révélait une sensibilité très vive au niveau de la malléole externe; du reste les mouvements du pied étaient libres et nullement douloureux.

Le lendemain 7 décembre, la région tuméfiée présentait une rougeur érysipélateuse s'étendant jusqu'au tiers inférieur de la jambe; la pression au niveau de la malléole externe donnait une sensation d'empâtement et déterminait une douleur des plus vives qui allait en décroissant jusqu'au tiers inférieur du péroné. La douleur était absolument limitée au péroné; l'articulation tibio-tarsienne était aussi libre que la veille; du reste l'état général n'était pas alarmant quoiqu'il y eût passablement de fièvre et un peu d'abattement. Il n'y avait pas de douleur spontanée.

Le 8 décembre, la fluctuation était manifeste au niveau de la partie supérieure de la malléole externe; une incision de 5 à 6 centimètres donna issue à une bonne cuillerée de pus bien collecté et après avoir dû lier quelques artérioles, on put constater que l'incision avait divisé le périoste qui était décollé dans une hauteur d'au moins cinq centimètres depuis la pointe de la malléole externe, que l'os était dénudé et présentait une surface rugueuse et un aspect terne et grisâtre dans toute son étendue.

L'incision fut faite avec les précautions de Lister et recouverte d'un pansement antiseptique.

Le lendemain 9 décembre, la jambe qui présentait la veille jusqu'à son tiers moyen sur la face externe toutes les apparences d'un phlegmon diffus était revenue à son volume, et la peau à sa coloration normale; seuls les environs de la plaie étaient encore un peu tuméfié; la suppuration était assez abondante, la dénudation osseuse fut encore constatée. L'état général était presque apyrétique; la température qui ne dépassa pas 38° et demi revint bientôt à son chiffre normal.

L'incision du périoste se réunit bientôt et il n'y eut plus qu'une plaie superficielle qui se ferma complètement du 10 ou 12 janvier.

Le 18 janvier, l'articulation tibio-tarsienne était absolument saine, il n'existait aucun gonflement du péroné ni de la malléole externe; la pression ne déterminait nulle part de la douleur.

Le malade quitta Paris guéri.

Des nouvelles récentes annoncent que le malade ne se ressent en aucune façon de son affection.

OBSERVATION XII.

Bulletin de la Société de chirurgie.

PÉRIOSTITE PHLEGMONEUSE. — GUÉRISON SANS NÉCROSE.

Le 2 janvier, M. Verneuil est appelé au Gros-Caillou, par son confrère M. Frébaut, pour voir un de ses clients, un enfant de 14 ans, d'une belle constitution, issu de parents robustes.

Cet enfant avait fait 4 ou 5 jours avant une chute sur l'avant-bras ; il éprouva dès le lendemain et dans les jours qui suivirent des douleurs intolérables accompagnées d'un gonflement rapide. Au moment où M. Verneuil vit l'enfant, l'avant-bras était très gonflé et l'œdème remontait au-dessus du coude ; il existait une fluctuation tellement étendue qu'on devait se demander si les deux os n'étaient pas le siège d'une dénudation, en tout cas le radius était dénudé. Une incision de 6 centimètres faite le long de cet os donna issue à une grande quanté de pus et laissa voir le radius complètement dépouillé de son périoste sauf aux deux extrémités.

Le bras de l'enfant fut mis dans un bain antiseptique pendant trois heures, bain que l'on renouvela les jours suivants matin et soir.

Un mois plus tard l'enfant se présentait dans le cabinet de M. Verneuil avec sa famille ; il était complètement guéri ; sa plaie était cicatrisée et il possédait presque tous les mouvements de la main.

OBSERVATION XIII (personnelle

ABCÈS SOUS-PÉRIOSTIQUE AIGU DE L'EXTRÉMITÉ INFÉRIEURE DU FÉMUR DROIT.

Le 1er juin 1880, B... Victor, 16 ans, facteur, entre dans le service de M. Gallard, se plaignant de douleurs dans plusieurs articulations causées vraisemblablement par un bain froid pris quelques jours avant. L'articulation la plus douloureuse est celle du genou droit sur lequel on applique un vésicatoire. Voyant la douleur persister, et croyant à un affection chirurgicale, M. Gallard fait porter le malade, salle Saint-Louis, dans le service de M. Verneuil, le 9 juin. L'interne lui fait mettre la cuisse dans une gouttière avec un cataplasme dessus.

10 juin. Temp. matin 38°,7; soir 40°,8.

Ce jeune homme est employé au télégraphe, de taille moyenne pour son âge, ne porte par de traces de scrofule, n'a pas fait de maladies graves jusqu'à ce jour, et il n'a aucune infirmité.

Son père est mort à 40 ans, il ne sait pas de quelle maladie, sa mère jouit d'une bonne santé.

Actuellement, le malade se plaint de douleurs vives dans la cuisse droite, qui est le siège d'un œdème très marqué, remontant jusqu'au pli de l'aine, sans changement de coloration de la peau. La douleur est vive, surtout à la pression à la partie inférieur et interne de la cuisse, mais elle remonte jusqu'au triangle de scarpa au niveau duquel elle est très forte, quand on imprime un mouvement à la cuisse.

La palpation fait découvrir de la fluctuation à la partie inférieure et interne de la cuisse, ainsi qu'un très léger épanchemant dans l'articulation du genou, qui du reste, n'est pas douloureuse. M le professeur Verneuil, avec ces signes chez un sujet jeune ayant 40° de temp., n'hésita pas à diagnostiquer un abcès sous-périostique aigu et bien qu'il soit d'avis d'ouvrir cet abcès le plus tôt possible, il remet l'opération au lendemain jour de clinique, il croit pouvoir attendre un jour à cause de la méthode qu'il a l'intention d'employer. Cataplasme, potion cordiale.

11 juin. Temp. matin 38°,3; midi 40°,6; soir 37°.

Le malade est à peu près dans le même état que la veille. On l'endort et on ouvre l'abcès d'après la pratique de Lister. Il s'écoule de la plaie au moins un demi-litre du pus phlegmoneux, mélangé à du sang avec quelques petits caillots.

La cavité est abondamment lavée avec l'eau phéniquée. On aperçoit alors le fémur, au fond de la plaie, dénudé, et en y mettant le doigt on constate que le périoste est décollé dans une grande étendue, notamment toute la surface poplitée. Après ce lavage avec la solution phéniquée forte; on ferme la plaie par quatre points de suture en laissant un tube à drainage dans chaque extrémité, puis, on applique les pièces du pansement de Lister, en mettant par-dessus un peu d'ouate qui sert à faire une légère compression, et on reporte le malade dans son lit. Potage, bagnols, potion cordiale.

12 juin. Temp. 38°,6; midi 36°,5; soir 36°,5; pouls 88°.

Le malade se trouve très bien, ne se plaint de rien, sa jambe au repos ne le fait pas souffrir. Ce n'est qu'au moment où l'on soulève la jambe pour refaire le pansement qu'il se plaint de douleur au niveau du pli de l'aine.

On refait le pansement, la gaze est très peu souillée, les tubes à drainage ne contiennent qu'un peu de liquide sero-sanguinolent. On fait alors le lavage, il sort par les tubes un liquide blanc rougeâtre (comme celui que donne une solution phéniquée avec du sang), qui devient de suite très clair. On retire les tubes d'un centimètre environ et on refait le pansement.

On donne au malade 0,30 cent. de sulfate de quinine.

13 juin. Temp. matin 37°,4; soir 37°,7.

Le malade est très bien, on refait le pansement, il s'écoule très peu de pus.

14 juin. Temp. 37°,5; soir 38°,2.

Le malade va très bien, langue bonne; appétit, il a mangé des potages, des œufs et une côtelette. La cuisse est complètement indolore, si ne n'est toujours au pli de l'aine quand on la remue, l'œdème a diminué surtout à la partie inférieure, au niveau de l'abcès où elle n'est pas plus grosse que l'autre. Le malade est si bien que l'on ne défait plus le pansement.

15 juin. Temp. 38.

Le malade est moins bien, il a cependant encore assez bon appetit. Il semble qu'il existe de la tendance à un œdème généralisé.

Au cœur on n'entend qu'un léger souffle anémique.

Les urines ne contiennent pas d'albumine, on refait le pansement, il s'écoule environ 50 grammes de liquide séro-purulent avec quelques grumeaux et quelques petits caillots.

16. juin. Temp. 37°,6; midi 37°,5; soir 38°,8. Même état.

17 juin. Temp. matin 37°,5; midi 37°,6; soir 39°,5.

Le malade se trouve bien, cependant l'œdème a augmenté un peu et devient inquiétant.

18 juin. Temp. 38°; midi 38°; soir 40°.

Œdème généralisé des membres inférieurs, (excepté au niveau du pansement) où il est insignifiant.

Œdème de la paroi abdominale, du scrotum qui est très distendu. La face est bouffie et les paupières œdématiées.

Le malade ne se plaint pas, il conserve un peu d'appétit. La cuisse, au niveau de l'abcès, n'est pas douloureuse la sécrection purulente est peu abondante.

24 juin. Temp. matin 37°,7; midi 37°,5; soir 38°,5.

Il semble y avoir un peu d'amélioration, l'œdème est toujours général, mais il a un peu diminué.

L'appétit est bon, la langue bonne. Le malade est assez gai, il ne souffre toujours que lorsqu'on remue sa jambe. L'abcès donne peu de pus.

Potages, viande crue, œuf, côtelette, bordeaux, bagnols.

Sulfate de quinine 0,30 cent.

28. — T. m. 37°,7 midi 37°,5 soir 38°,4.

Le malade a eu hier deux épistaxis peu considérable ; les jours précédents du reste, il avait également perdu quelques gouttes de sang par le nez. Il est tout endormi et en sueur, il ne se plaint de rien.

29. — T. m. 37°,8, midi 37°,2, soir 38°,6.

Un peu d'amélioration — appétit.

Les urines sont peu abondantes et un peu colorées en noir par l'acide phénique.

Toujours pas d'albumine.

30.	—	T. mat.	37°,5	midi	37°,2	soir	37°,6
1er juillet	T.	—	37°,5	—	37°,5	—	38°,0
2	—	T. —	38°,2	—	38°,0	—	39°,0
3	—	T. —	37°,5	—	38°,0	—	39°,0
4	—	T. —	38°,0	—	38°,0	—	39°,0

L'état général est à peu près le même, le malade ne se plaint de rien, mange bien.

Les urines contiennent un peu de sang et on y trouve des cylindres granuleux.

5	juillet	T. mat.	37°,7	soir	39°,0
6	—	T. —	37°,6	—	39°,0
		Même état.			
7	—	T. —	37°,5	—	39°,9
8	—	T. —	37°,7	—	39°,0
9	—	T. —	38°,0	—	39°,4
10	—	T. —	37°,0	—	39°,2
11	—	T. —	37°,2	—	38°,4
12	—	T. —	37°,2	—	39°,0
13	—	T. —	37°,5	—	39,2

Le malade a eu hier un accès de suffocation qui a duré environ trois minutes, avec mouvements précipités du cœur sans changement de coloration de la face. Il est probable que cet accès a tenu à une embolie pulmonaire.

L'œdème des membres et de la paroi abdominale reste stationnaire. Celui des bourses a beaucoup diminué.

14	juillet	T.	matin	38°,0
15	—	T.	—	37°,5
16	—	T.	—	37°,7
17	—	T.	—	37°,4

22. — L'œdème est moins considérable, mais existe encore aux membres inférieurs et à l'abdomen.

L'appétit est bon, la cuisse tout à fait indolente. L'abcès donne à peine une cuillerée à café de pus granuleux le matin, quelquefois même, en pressant, on n'en fait plus sortir.

La jambe droite et la partie inférieure de la cuisse ont à peu près le même volume qu'à gauche. On peut appuyer sur le fémur sans provoquer de douleurs.

Les urines ne contiennent plus qu'un léger nuage d'albumine. Le malade paraît en bonne voie de guérison.

BIBLIOGRAPHIE

BOERHAAVE. Aphorismes, 1728. (Aphorismi de Curandis et cognoscendis morbis).

WEIDMANN. De necrosi ossium. Francfurtii ad manum, 1793.

CRAMPTON. On periostitis. Dublin, hospital reports, vol. I, p. 331.

HUMBERT. Phlegmon profond des membres. Thèse, 1822.

GRAVES. Périostite, *Gaz. médicale*, 1833.

Id. Leçons cliniques, t. II, 1862.

ROGNETTA. De la périostite et de son traitement. *Gaz médicale*, 1834 et *bulletin général de thérapeutique*, t. IX, 1835.

MAISONNEUVE. Maladies du périoste. Thèse d'agrégation, 1839.

MORVEN-SMITH. Archives de médecine, 1869, p. 219.

BERARD. Dict. en 30 vol.

JOBERT DE LAMBALLE. *Journal de méd. et chir. pratique*, juin 1850, t. XXI.

GERDY. De la périostite et de la médullite aiguë. Archives de médecine, août et sept. 1853.

CHASSAIGNAC. Ostéomyelite. *Gaz. médicale*, 1854.

Id. Abcès sous-périostiques aigus, mem-soc-chirurgie, 1857.

Id. Traité de la suppuration, 1859.

SCHUTZENBERGER. *Gaz. de Strasbourg*, 1853.

KRUG-BAN. Thèse de Strasbourg, 1853.

WORMSER. Thèse de Strasbourg, 1855.

BOECKEL. *Gaz. de Strasbourg*, 1858.

Id. Id. 1869.

HEDOIN. Thèse de Strasbourg, 1858.

KLOSE. Prager Vierteljahrschrift, 1858, t. I. Analysé dans les archives de méd., août 1858.

GOSSELIN. Ostéite-epiphysaire. Archives de méd., nov. 1858.

GAMET. Osteo-periostite juxta-epiphysaire. Thèse de Paris, 1862.

GIRALDÈS. *Gaz. des hôpitaux*, 1862. Mouvement médical, 1865 Leçons sur les maladies chirurgicales des enfants.

AUGÉ. Des abcès sous-périostiques aigus. Thèse de Paris, 1862.

FRANK. Dissert. inaugurale, 1861.

DEMME. Arch. für. klin. Chir. t. III, p. 862, 1853.

STUDSGAARD. Osteo-myelitis diffusa de Chassaignac, Copenhague, 1853.

CURLING. Pratical clinical Remarks on Acutiperiostitis (Lancet, 3 sept. 1859).

HOLMES. The Lancet, 1866, vol I, et *Gaz. hebdomadaire*, 1866.

LOUVET. De la périostite phlegmoneuse diffuse. Thèse de Paris, 1867.

MASSÉ. Des abcès sous-périostiques aigus et des phénomènes typhoïdes qui les accompagnent. Thèse de Paris, 1867.

DROIN. de l'Ostéo-périostite. Thèse de Paris, 1868.

GIRALDES. Leçons sur les maladies chirurgicales des enfants. Paris, 1869. p. 588.

MARTIN. De la périostite phlegmoneuse *aiguë*. Thère de Paris, 1869.

SEZARY. De l'ostéite aiguë chez les enfants. Thèse de Paris, 1870.

SALES. De la marche et du traitement de l'ostéo-périostite diaepiphysaire. Thèse de Paris, 1871.

CULOT. De l'inflammation primitive aiguë de la moelle des os. Thèse de Paris, 1871.

MOUSSEAU. De la périostite phlegmoneuse. Thèse de Paris, 1872.

GOSSELIN. Clinique de la charité, 1873.

BOUCHUT. De la périostite phlegmoneuse aiguë chez les enfants. *Gaz. des hôpitaux*, 1874, p. 154.

GIRALDES. Traitement de la périostite phlegmoneuse. *Revue de Hayem*. V. 726.

SUAREZ-Y-CRUZ. *Périostite phlegmonense et resection*. Thèse de Paris, 1876.

BENOIT. *Osteite suppurante aiguë et complication viscërale*. Thèse de Paris, 1876.

OLIVIER. Des abcès sous-périostiques d'origine traumatique chez l'enfant et l'adolescent. Thèse de Paris, 1879.

ABELANET. Essai sur les abcès sous-périostiques aigus développés pendant la croissance. Thèse de Paris, 1879.

LANNELONGUE. De l'ostéo-myélite aiguë pendant la croissance. Paris, 1879.

LANNELONGUE. De l'ostéo-myélite chronique ou prolongée. Paris 1879.

SOCIÉTÉ DE CHIRURGIE, 1858, discussion à la suite du mémoire, Chassaignac.
Id. 1859, Clot-Bey.
Id. 1863, Verneuil.
Id. 1864, Hurel.
Id. 1865, 1866, 1867, Marjolin.
Id. 1875, 13 oct.
Id. 1878, février, décembre.
Id, 1879, janvier, mars, avril, mai, juin.

ACADÉMIE DE MÉDECINE, 1878, mai, déc.
Id. 1879, janvier, févier, mars, mai, juillet.

SOCIÉTÉ ANATOMIQUE, 1834 1851 1858 1865.
Id. 41 55 63
Id. 48 55 64

PODRAZKI. De la périostite purulente suraiguë. *Gaz. des hôpitaux*, 1878, p. 968.

JAMAIN ET TERRIER.

BOUILLY. Fièvre de croissance. Revue mensuelle, 1879.

RICHET. Cliniques. *Gaz. des hôpitaux*, n° 23, 24, 28. 1879.

J. A. KORTEWEG. Méd à Amsterdam, De la nécrose aseptique. Revue mensuelle, 1879.

16

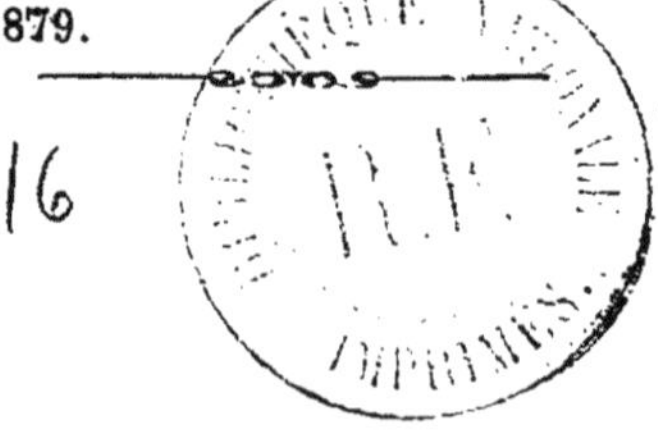

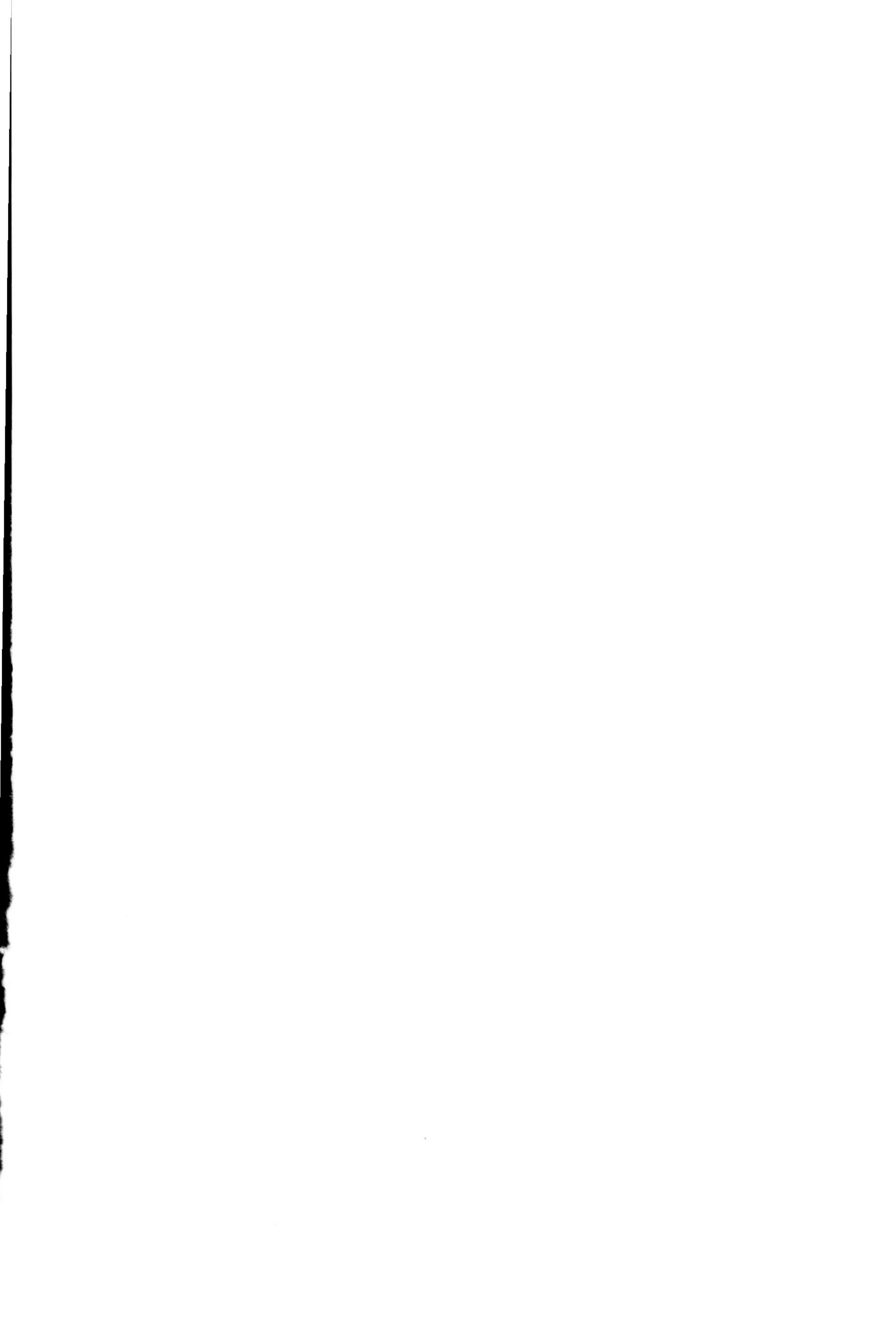

www.ingramcontent.com/pod-product-compliance
Ingram Content Group UK Ltd.
Pitfield, Milton Keynes, MK11 3LW, UK
UKHW021952260726
13994UKWH00004B/1699

9 782329 156699